AF384426

DE
L'INFLUENCE DE LA LUMIÈRE

SUR LES

MICRO-ORGANISMES

PAR

Le Dr Georges GAILLARD

Ancien préparateur du cours de médecine expérimentale et comparée
Elève du service de santé militaire.

LYON

TYPOGRAPHIE ET LITHOGRAPHIE J. GALLET

2, rue de la Poulaillerie, 2.

—

1888

DE

L'INFLUENCE DE LA LUMIÈRE

SUR LES

MICRO-ORGANISMES

DE

L'INFLUENCE DE LA LUMIÈRE

SUR LES

MICRO-ORGANISMES

PAR

Le Dr Georges GAILLARD

Ancien préparateur du cours de médecine expérimentale et comparée
Elève du service de santé militaire.

LYON

TYPOGRAPHIE ET LITHOGRAPHIE J. GALLET

2, rue de la Poulaillerie, 2.

1888

DE

L'INFLUENCE DE LA LUMIÈRE

MICRO-ORGANISMES

INTRODUCTION

En rédigeant ce travail, nous nous sommes proposé de grouper les résultats obtenus jusqu'à ce jour par les observateurs qui, à des époques différentes et à des titres divers, se sont occupés de l'influence que la lumière pouvait exercer sur les micro-organismes. Nous nous sommes efforcés en outre d'ajouter, par de nouvelles expériences, quelques éléments à l'étude d'une question encore imparfaitement connue et de déduire des lois générales de faits particuliers épars dans les mémoires scientifiques.

Quel que soit le mécanisme intime de l'action de la lumière sur les bactéries, un grand fait a été établi sans conteste : c'est que les organismes pathogènes répandus dans l'atmosphère, dans l'eau, ou vivant à la surface du sol, sont défavorablement influencés par la lumière du soleil, c'est-à-dire par un des agents physiques auquel ils peuvent le moins se soustraire.

A mesure que l'on parviendra à une connaissance plus complète des différentes causes qui interviennent dans la nature pour modifier ces organismes, on s'expliquera plus facilement l'étiologie des maladies virulentes, leur mode de propagation et les conditions de leur atténuation et de leur disparition en apparence spontanées. En même temps l'hygiène s'enrichira de nouveaux moyens prophylactiques.

On sait depuis plusieurs années déjà que l'oxygène, la chaleur, de nombreuses substances chimiques sont capables, quand leurs effets sont convenablement gradués, d'atténuer l'activité pathogène de certains microbes sans les détruire ; mais ces transformations des propriétés d'un virus sont des œuvres de laboratoire et ne se réalisent que très exceptionnellement dans la nature. La lumière du soleil est donc un facteur d'atténuation d'une importance infiniment plus étendue puisque son action s'exerce chaque jour, avec une intensité variable, sur des quantités de germes considérables, les uns inoffensifs pour l'homme et les animaux, les autres pathogènes, mais tous probablement susceptibles d'être atteints dans leurs propriétés et leur vitalité.

Pour être complète, l'étude que nous avons entreprise devrait passer en revue toutes les espèces de bactéries jusqu'à présent connues et définies dans leurs caractères et montrer le rôle que la lumière joue dans leur évolution. Sans avoir cette prétention, nous aurions multiplié ces recherches si le temps et les conditions climatériques ne nous avaient obligés à nous restreindre.

Afin d'apporter le plus de clarté possible dans l'exposé de ce travail, nous avons cru bon de passer en revue, dans des chapitres différents, l'influence de la lumière : 1° sur les mouvements et la coloration des bactéries ; 2° sur leur végétabilité ; 3° sur leur virulence ; 4° sur les organismes d'un ordre plus élevé, les champignons inférieurs et les levures. Enfin un dernier chapitre sera consacré à l'exposé des conditions et du mécanisme de l'action de la lumière.

Que M. le professeur ARLOING, qui nous a inspiré le sujet de cette thèse et en a accepté la présidence, reçoive ici l'expression de notre profonde reconnaissance, tant pour les conseils qu'il n'a cessé de nous donner que pour la bienveillance qu'il nous a témoignée pendant notre séjour dans son laboratoire.

Nous remercions aussi M. le Dr RODET, chef des travaux de médecine expérimentale, qui nous a enseigné la technique de la bactériologie et notre excellent ami DUMONAL, externe des hôpitaux, qui s'est mis entièrement à notre disposition pour la traduction de plusieurs mémoires anglais.

CHAPITRE I

I. — Influence de la lumière sur les mouvements.

Le plus grand nombre des bactéries sont animées de mouvements très divers dont quelques-uns, difficiles à différencier de ceux que présentent les particules inorganiques, peuvent être considérés comme des mouvements browniens, tandis que d'autres, plus complexes, tels que ceux des bacilles, des spirilles, paraissent dus à des cils vibratiles très ténus, analogues à ceux des spores d'algues inférieures, ou bien, comme l'admet Van Tieghem, sont occasionnés par la contraction de la masse protoplasmique qui constitue la bactérie.

Quelle que soit la cause des mouvements observés dans le protoplasme végétal, on sait depuis longtemps que la lumière est capable de les modifier, et les exemples que l'on pourrait citer de cette influence sont nombreux. Dans les cellules des plantes vertes, les grains chlorophyliens se dirigent vers les rayons lumineux de moyenne intensité et fuient ceux qui sont plus directs ; les anthérozoïdes de plusieurs plantes, placées dans l'eau, se groupent dans les points les plus éclairés

(Lortet). M. Famitzin a constaté que les euglènes étaient favorisées dans leurs mouvements par les rayons solaires de moyenne intensité, ralenties au contraire par une lumière trop vive.

La sensibilité des algues pour la lumière se modifierait parfois suivant les conditions et les périodes de leur existence: Cohn a vu que le protococcus pluvialis, qui recherche la lumière pendant la période végétative, la fuit au contraire au moment de sa reproduction. Des observations analogues sont consignées dans les traités de botanique; mais on constate une grande pénurie de renseignements au sujet des mouvements des bactéries proprement dites.

Engelmann (1) seul paraît s'en être préoccupé dans ses études sur la chlorophylle. Il avait remarqué que les bactéries vulgaires de la putréfaction pouvaient être utilisées comme un réactif très sensible du dégagement d'oxygène produit par les cellules végétales; la moindre augmentation dans la production de ce gaz, se trahissait par une accélération de leurs mouvements. Cette observation le conduisit à examiner si la lumière pouvait agir par elle-même et directement sur ces micro-organismes; mais ses premières recherches entreprises avec le bactérium termo et quelques autres vibrions, lui donnèrent des résultats négatifs. Dans un cas où des spirilles en contact avec certaines bactéries venaient se grouper dans les points les plus éclairés de la préparation, en l'absence de toute cellule végétale capable de donner de l'oxygène, un examen attentif lui fit reconnaître dans les bactéries la présence de granulations

(1) Archives Néerlandaises 1883.

vertes, qui se comportaient comme des grains chloro-
phylliens et décomposaient l'acide carbonique.

Cependant, Engelmann découvrit dans la suite (1) une
bactérie légèrement colorée par une substance rou-
geâtre, le *bacterium photometricum* qui réagit d'une
façon très manifeste sous l'influence des rayons lumineux en dehors de tout dégagement d'oxygène. La rapidité de ses mouvements est en rapport avec leur intensité et atteint son maximum quand les bactéries reçoivent
les rayons ultra-rouge et orangé du spectre. Une lumière
intense ou longtemps prolongée peut amener la cessa-
tion des mouvements qui réapparaissent quand les rayons
lumineux s'obscurcissent, changent de couleur, ou même
augmentent d'intensité.

Le bacterium photometricum se meut en général, des
points moins vivement éclairés vers ceux qui le sont
davantage, ou des rayons peu actifs du spectre vers ceux
qui possèdent une activité plus grande. Le phénomène
inverse se produit quand la source lumineuse est très
intense. Au moyen d'un microspectre objectif, Engelmann a vu les bactéries s'accumuler dans l'ultra-rouge
et le jaune orange. D'après cet auteur, la lumière exci-
terait chez ces organismes un processus chimique spécial
d'un caractère réductif comparable à l'assimilation ;
mais la température ne joue aucun rôle dans l'apparition de ces phénomènes.

Nous avons souvent examiné des cultures de bacillus
typhosus qui avaient subi l'influence des radiations
solaires pendant des temps variables, comparativement

____

(1) Engelmann. *Revue des Sciences naturelles.* 1882.

à d'autres, conservées à l'abri de toute lumière. Nous n'avons pu constater aucune modification bien appréciable dans les mouvements par le fait de l'insolation. Cependant au bout de 2 heures environ d'exposition, les filaments les plus longs étaient complètement immobiles, Peut-être l'absence du mouvement n'était-elle que la conséquence de la mort des bacilles, plus sensibles à la lumière sous cette forme.

II. — Influence de la lumière sur la coloration.

Les cultures de plusieurs espèces de bactéries présentent dans les milieux liquides, mais surtout sur des sols d'agar-agar ou de gélatine des colorations caractéristiques attribuées à des substances qui tantôt sont une partie intégrante de la cellule, tantôt diffusent, comme si elles étaient un produit de sécrétion. Les auteurs qui ont étudié cette fonction chromogène ne paraissent pas, à notre connaissance, s'être préoccupés d'en étudier les variations possibles sous l'influence de la lumière. A ce point de vue nous croyons pouvoir dire qu'en règle générale l'obscurité favorise la production de la matière colorante.

EXPÉRIENCE. — 10 septembre. — Des tubes à essai, munis d'un tampon de coton, remplis au tiers de bouillon ensemencé avec une culture de *bacillus fluorescens*, sont placés devant une fenêtre bien éclairée (ils sont toutefois préservés des rayons directs du soleil) et plongés les uns dans des éprouvettes contenant des solutions bleue, rouge et jaune, obtenues au moyen de couleurs d'aniline, d'autres derrière des verres colorés en bleu et en jaune. D'autres enfin sont exposés directement à la lumière diffuse ou laissés dans l'obscurité. Deux tubes Pasteur ensemencés avec la même culture sont privés d'air au moyen de la pompe à mercure et disposés l'un dans l'obscurité, l'autre à la lumière.

11 septembre. — Tous les bouillons sont troubles à peu près uniformément.

13 septembre. — Une légère teinte verte apparaît dans les tubes préservés de toute lumière. Elle devient très foncée les jours suivants. Le 18 septembre, tous les autres tubes sont encore incolores sauf peut-être ceux qui reçoivent des rayons jaunes et ceux qui sont directement exposés à la lumière.

25 septembre. — Leur coloration s'est encore accentuée ; elle est surtout remarquable dans la culture privée d'air. Les tubes plongés dans les solutions bleues se colorent, — ceux qui sont dans la solution rouge restent troubles et blanchâtres. — Il en est de même du tube Pasteur, qui est vivement éclairé et ne contient pas d'air.

C'est donc dans l'obscurité et en l'absence de l'oxygène que l'on obtient la coloration la plus riche et le plus rapidement. Quant aux différents rayons colorés ce sont les bleus qui paraissent les plus favorables à la production de la matière verte ; les rouges au contraire l'entravent complètement.

Nous avons aussi cultivé le bacillus fluorescens sur des milieux solides et nous avons toujours observé que la teinte verte qui apparaît autour des colonies était plus foncée quand les cultures se développaient à l'abri de toute lumière.

Les colonies jaune-orangé du *Staphylococcus pyoge nes aureus* et les colonies roses du *Micrococcus prodigiosus* présentent des couleurs plus vives quand elles se trouvent dans les mêmes conditions.

Il faut cependant remarquer qu'il est assez difficile de distinguer si l'absence de la lumière intervient pour augmenter réellement la production de la substance colorante, ou si elle facilite le développement des micrococci dont les colonies plus denses seraient par ce fait seul plus colorées.

Nous verrons plus loin que si au lieu d'étudier la fonction chromogène chez les bactéries, on s'adresse à une levure, telle que la levure rouge, les résultats sont absolument inverses : c'est en présence de l'air et de la lumière que les colonies présenteront la plus vive coloration.

CHAPITRE II

Influence de la lumière sur la végétabilité.

La rapidité plus ou moins grande avec laquelle les bactéries peuplent et transforment les milieux liquides favorables à leur reproduction, permet d'apprécier, dans une certaine mesure, leur degré de vitalité, et par conséquent, les modifications que les agents physiques ou chimiques leur font subir. C'est ainsi qu'en favorisant leur développement et en l'étudiant au moyen de l'examen microscopique, soit plus grossièrement par l'observation du trouble que leur pullulation apporte dans les solutions nutritives, Downes et Blunt sont arrivés à voir l'importance et la nature du rôle que la lumière joue dans l'évolution de leurs germes.

Leurs premières expériences (1) ont été surtout des expériences de constatation ; elles ne s'adressaient point à telle ou telle bactérie en particulier, mais à toutes celles que le hasard venait semer dans leurs éprouvettes

(1) Downes et Blunt, *in Proceedings of the Royal Society*, décembre 1887.

à culture. La composition du liquide fermentescible dont ils se servaient avait été imaginée par Pasteur. En voici du reste la formule :

Eau	1500
Sucre candi	70
Acide tartrique	4
Nitrate d'Az H3	4
Carbonate de potasse	0,6
Phosphate d'ammoniaque . .	1

Neutraliser avec Az H3 et filtrer.

Ils remplissaient en partie des tubes avec cette solution, les bouchaient avec du coton et les exposaient sur une fenêtre aux rayons du soleil ; en même temps que d'autres tubes analogues étaient renfermés dans des étuis de plomb.

Ils constataient ainsi que les premiers n'étaient le siège d'aucune fermentation, tandis que les autres pullulaient de bactéries dès le second jour de l'observation. Les solutions, reportées dans une étuve obscure chauffée à une température favorable, restaient définitivement claires et stériles ; mais elles avaient conservé toutes leurs propriétés, car elles fermentaient parfaitement, lorsqu'on semait de nouveaux germes dans leur intérieur. Ces faits prouvaient d'une manière indéniable que les organismes vivant dans l'air et qui sont les agents actifs de la putréfaction, ne pouvaient se reproduire lorsqu'ils avaient subi l'action des radiations solaires.

Quant à la durée d'exposition nécessaire pour obtenir une stérilisation complète du liquide fermentescible,

Downes et Blunt ne sont pas parvenus à la déterminer avec beaucoup de rigueur. Dans certains cas, il suffisait d'une insolation d'une durée de 3 h. 1/2 ; dans d'autres, 4 heures d'exposition au soleil n'avaient d'autre effet que de retarder la végétation, qui ne devenait impossible qu'au bout de 9 heures. Ces résultats variables, que les auteurs cherchaient à s'expliquer par des différences de température, doivent probablement reconnaître pour cause la diversité des germes qui se conservaient intacts, suivant le degré de résistance à la lumière propre à chacune des espèces auxquelles ils appartenaient.

La lumière diffuse exerce également une action sur ces bactéries de l'air, mais cette action se traduit seulement par un retard apporté dans la fermentation. Pour la mettre en évidence, Downes et Blunt ont dû recourir à un artifice et se servir de la solution Pasteur, condensée, moins fermentescible et dans laquelle le développement des germes était naturellement très long à s'effectuer. Ils pouvaient ainsi apprécier des différences qui eussent passé inaperçues dans d'autres circonstances. Ces auteurs ont également montré qu'il est parfois possible d'empêcher la fermentation ammoniacale de l'urine par une insolation prolongée, et que des infusions de foin se conservent plus longtemps intactes, exposées à l'air et à la lumière, que dans des lieux obscurs.

Tyrathrix scaber

Dans une note à l'Académie des sciences (12 janvier 1885), M. Duclaux a exposé une série d'expériences destinées à démontrer l'influence du soleil sur la vitalité des germes des microbes. Ses études portaient sur le Tyrothrix Scaber, agent purement aérobie de la fermentation des matières albuminoïdes, qui se cultive dans le bouillon Liebig et le lait. Des matras stérilisés, fermés par un tampon de coton et dans lesquels il avait déposé puis laissé évaporer une goutte d'une culture de cet organisme dans du lait, furent exposés sur un mur pendant l'été, tandis que d'autres, ayant subi les mêmes préparations, étaient conservés à la lumière diffuse dans une étuve réglée à une température voisine de celle que subissaient les ballons ensoleillés. Pour apprécier le degré de conservation des germes, il suffisait de distribuer dans l'intérieur des matras une petite quantité de liquide nutritif et d'observer s'ils étaient capables d'y végéter. M. Duclaux constata par ce procédé qu'au bout de quinze jours d'exposition au soleil, pendant le mois d'août, la culture était normalement fertile; qu'après un mois, il se produisait des retards dans le développement et qu'au bout de deux mois, sur quatre ballons, deux restaient stériles. Or, les matras conservés à la lumière diffuse contenaient des bacilles encore propres à se reproduire au bout de trois ans.

Des spores du même organisme, puisées dans une culture en bouillon Liebig, se sont montrées moins résistantes; au bout de quinze jours, un matras sur trois ne donnait plus de culture; après un mois, la proportion était de deux sur trois, et enfin deux mois suffisaient pour détruire complètement les germes. Le bouillon Liebig est un milieu en apparence plus favorable au développement du tyrothrix; il y conserve cependant

moins bien sa puissance de résistance aux agents des-
tructeurs.

Micrococci

L'influence de la lumière a été également étudiée
par M. Duclaux (comptes rendus de l'Académie des
sciences, 25 juillet 1885), sur une série de micrococci
provenant de l'organisme de différents malades et qui
sont au nombre de six :

1° Un micrococcus trouvé dans le sang d'un malade
atteint du clou de Biskra ;

2° Un micrococcus provenant de trois cas de folliculite
agminée ;

4° Un micrococcus rencontré dans des cas de pem-
phigus ;

5° Un coccus de l'urine et du sang d'un malade atteint
de nodosités rhumatismales, et enfin un autre organisme
trouvé dans l'impétigo contagiosa.

Tous ces micrococci ont beaucoup d'analogie entre
eux, tant au point de vue de leur forme qu'au point de
vue de leurs propriétés. L'action de la lumière varierait
suivant l'âge des cultures.

Des cultures jeunes n'ont pas résisté plus de quarante
jours aux effets d'un soleil intermittent du mois de mai
et juin, et plus de quinze en juillet, ou en août, par une
température de + 30° à + 40°.

Desséchés en petite quantité au fond d'un matras,
ces microbes ont été beaucoup plus rapidement atteints
par l'action stérilisante du soleil. Huit jours d'insolation

en juin suffisaient à les détruire et trois jours en juillet,
sur une fenêtre où la température se maintenait au-
dessous de 40° et qui recevait les rayons directs du soleil
pendant 4 heures par jour.

Bacillus anthracis.

L'étude de l'action de la lumière du soleil sur
les propriétés de la bactéridie du charbon est due
à M. Arloing. Le résumé de ses premières expériences,
contemporaines de celles de M. Duclaux sur les
micrococci, parut dans les comptes rendus de l'Académie
des sciences, le 24 août 1885, quelques jours après la
note de ce dernier expérimentateur. M. Arloing s'était
adressé au bacillus anthracis, parce que c'était un organisme virulent bien déterminé et parce qu'il était de la
plus haute importance de savoir si la lumière, outre son
influence sur la végétabilité des microbes, pouvait agir
sur leur activité pathogène.

Dans ses premières observations (1), M. Arloing s'est
servi de la lumière artificielle produite par des séries de
becs de gaz, dont la flamme, grâce à une lentille biconvexe,
était convertie en un faisceau de rayons parallèles. La
lumière blanche ainsi obtenue diminue la végétabilité
du bacille dans les matras où il est ensemencé en assez
petite quantité pour ne pas troubler la limpidité du
liquide. Le mycelium s'y montre moins abondant que
dans les ballons laissés dans une étuve obscure, à la

(1) *Comptes rendus de l'Académie des sciences*, 9 février 1885.

même température. L'examen microscopique permet d'observer aussi dans les filaments une sporulation plus complète et une segmentation plus précoce au bout de 36 heures environ. Les différences sont encore plus accusées quand on retarde l'évolution des cultures en les soumettant à une température dysgénésique ; les bouillons éclairés par le faisceau lumineux peuvent même rester stériles tant qu'ils sont soumis à ces influences défavorables, tandis qu'ils se développent malgré la température, s'ils sont plongés dans l'obscurité.

Les *radiations solaires* ont une action analogue, mais beaucoup plus puissante que celle de la lumière artificielle (1). Lorsqu'on sème dans du bouillon quelques gouttes d'une culture adulte contenant du mycelium sporulé, il suffit d'une exposition de deux heures, au soleil du mois de juillet, par une température de 35 à 39°, pour empêcher tout développement ultérieur.

En diminuant la durée de l'exposition, on peut ne pas détruire, mais seulement atténuer la végétabilité, et l'apparition des touffes de mycelium sera d'autant plus tardive que l'insolation aura été plus prolongée.

Le mycelium agé de 24 à 36 heures, c'est-à-dire arrivé à un développement complet, continue sous les rayons solaires, pourvu que le liquide dans lequel il est immergé soit un peu louche, à produire des spores dans l'intérieur de ses filaments et à se fragmenter mais son évolution est imparfaite et présente les mêmes caractères que dans les milieux peu favorables à sa culture.

Nous avons nous-mêmes répété les expériences de

____

(1) *Comptes rendus de l'Académie des sciences*, 24 août 1885.

M. Arloing sur les spores charbonneuses, mais en les débarrassant complètement du mycelium au moyen d'un chauffage préalable à + 75° pendant une demi-heure. Semées ensuite dans du bouillon très limpide, elles ne donnaient pas de traces de développement quand l'exposition au soleil avait duré 3 heures en moyenne.

M. Roux (1), continuant son étude de l'action des divers agents physiques et de l'air sur la bactéridie charbonneuse est arrivé à des résultats sinon contradictoires, du moins très différents. Cet expérimentateur s'est servi d'une culture de sang charbonneux dans l'humeur aqueuse du bœuf, dont il avait détruit le mycelium en la chauffant 10 minutes à 70° et dont il distribuait une goutte dans des tubes stérilisés qu'il exposait ensuite au soleil. A des intervalles différents les tubes étaient retirés et remplis de bouillon ; on pouvait ainsi juger de la vitalité des spores qui, toujours dans ces conditions, ne se [sont montrées stériles qu'après 30 heures et quelquefois plus d'insolation.

Lorsque les tubes étaient, avant l'exposition, entièrement remplis de bouillon puis scellés, c'est-à-dire à peu près complètement privés d'air, les mêmes spores donnaient encore des cultures après 83 heures.

D'après le même auteur, le bouillon nutritif sous l'influence du soleil se modifierait dans sa composition chimique et perdrait ses propriétés nutritives pour les spores. Nous reviendrons du reste sur ce sujet.

Quant à la végétabilité d'une culture adulte, il faut de 25 à 30 heures pour l'anéantir. Cette résistance du

(1) *Annales de l'Institut Pasteur.* — 25 septembre 1887.

mycelium s'explique assez facilement: Les bactéridies exposées dans le bouillon qui a servi à leur pullulation sont protégées contre les rayons lumineux par le trouble qu'elles ont apporté dans le liquide; elles se servent en quelque sorte mutuellement d'écran ; tandis que lorsqu'elles sont semées en petite quantité dans un milieu très clair, elles ne peuvent se soustraire à la lumière dont l'action n'est diminuée que par les couches liquides qu'elle est obligée de traverser. D'après M. Roux, il faudrait tenir compte aussi du défaut d'oxygène dans les cultures des bactéries filamenteuses, fait qui a été découvert par M. Duclaux.

Pour constater les modifications de la végétabilité du mycelium, M. Arloing puisait dans la culture ensoleillée, d'heure en heure, quelques gouttes destinées à ensemencer de nouveaux ballons de bouillon qui, portés à l'étuve, témoignaient par leur fécondité ou leur stérilité de l'état de conservation des germes. Or, plus l'exposition avait été prolongée, plus les cultures-filles étaient lentes à se développer, plus aussi leur végétation était pauvre. Ce n'est donc pas brusquement que la végétabilité disparait, mais en suivant une marche progressive et par une atténuation graduelle.

De plus, les bactéridies qui ont été soumises à l'action de la lumière transmettent, comme une sorte de caractère héréditaire, aux générations suivantes leur sensibilité à cet agent : Du mycelium atténué par une insolation de 25 heures donne une culture qui, exposée à son tour, ne résistera que 10 heures.

Influence de la dessication. — EXPÉRIENCE : 6 septembre,

température + 35° + 38°. — Nous exposons aux rayons du soleil, des tubes à essais dans chacun desquels nous avons, la veille, déposé et laissé évaporer une goutte d'une culture âgée de 10 jours. Quand l'exposition a été jugée suffisante on ajoute du bouillon et on porte le tube à l'étuve.

Nous constatons un retard et une diminution dans le développement des bactéridies après 3 heures d'insolation ; quand l'action de la lumière s'est prolongée 10 à 15 heures il faut deux ou trois jours pour voir apparaître quelques touffes de mycelium. Enfin il faut environ de 20 à 25 heures pour anéantir complètement leur végétabilité.

La dessication modifie donc la résistance du bacillus anthracis en l'augmentant d'une manière bien appréciable ; mais si les bactéridies sont restées longtemps, desséchées, plusieurs mois, par exemple, comme il nous a été donné de l'observer, la lumière a bien plus d'action sur elles ; moins toutefois que lorsqu'elles sont plongées dans un liquide transparent.

Influence de l'air. — Expérience. — 6 septembre. — Du bouillon ensemencé avec une culture âgée d'une dizaine de jours est réparti également dans 4 tubes Pasteur qu'on expose, après avoir fait le vide dans leur intérieur et les avoir scellés, aux radiations solaires pendant 1 h. 1/2, 3 h., 6 h. et 7 h. Le soir du même jour on laisse rentrer l'air à travers le tampon de coton et on les transporte à l'étuve. Ils sont uniformément développés 24 heures après.

9 septembre. — Avec la même culture on recommence l'expérience précédente mais, en prolongeant beaucoup

plus longtemps l'exposition au soleil. Des tubes restent
ainsi 40, 50 et 60 heures au soleil ; et dès qu'on fait rentrer de l'air les spores végètent et donnent d'abondantes
cultures.

La lumière n'a par conséquent une action réellement
efficace sur le bacillus anthracis que lorsque les cultures
sont en contact avec l'air ou en contiennent dans leur
intérieur. Nous avons déjà vu que M. Roux arrivait aux
mêmes conclusions par un procédé d'expérimentation un
peu différent du nôtre.

Bacillus typhosus.

EXPÉRIENCE I. 27 août. — Nous exposons aux rayons
directs du soleil six ballons de bouillon très clair dans
chacun desquels nous avons fait tomber une goutte
d'une culture bien développée et datant de trois jours.
Un des ballons est placé comme témoin dans un carton
fermé à côté des autres. La température oscille entre
$+ 37°$ et $+ 38°$.

Les ballons sont successivement retirés, d'heure en
heure, et placés dans l'étuve obscure, chauffée à $+ 35°$.

Huit heures après le début de l'expérience, tous les
ballons sont d'une limpidité parfaite tandis que celui
qui a été laissé dans l'obscurité est déjà manifestement
louche, et son contenu examiné au microscope présente
de grandes quantités de bacilles les uns courts, les
autres longs et animés de mouvements rapides.

28 août. — Les ballons qui ont subi 1 et 2 heures

d'insolation sont troubles. Les autres sont stériles et restent tels les jours suivants. Nous avons plusieurs fois répété cette expérience : la stérilisation des germes du bacillus a été quelquefois plus tardive, mais nous l'avons toujours vue se produire au bout de 4 heures comme maximum.

Ainsi, lorsque le ciel est très pur, il suffit en moyenne de trois heures d'exposition aux rayons du soleil pour anéantir la végétabilité du bacille de la fièvre typhoïde semé dans du bouillon limpide.

Expérience II. 29 août. Température + 35° + 39°. — Dans deux matras Pasteur, stérilisés, de même forme, nous distribuons deux centimètres cubes d'une culture du 26 août. Nous achevons de remplir les matras, l'un avec de l'eau distillée stérilisée, l'autre avec du bouillon de façon à obtenir une limpidité relative ; puis nous les exposons au soleil. D'heure en heure on puise dans chacun d'eux une goutte de liquide avec laquelle on ensemence d'autres ballons de bouillon. Ces derniers qui sont examinés toujours 24 heures après leur ensemencement de manière à rendre les résultats comparables, présentent dans les débuts de l'expérience un trouble presque uniforme. Cependant, les bacilles qui ont subi 5 heures ou 6 heures d'insolation dans l'eau sont déjà moins aptes que les autres à fertiliser le bouillon et le développement de leurs cultures présente des retards remarquables qui s'accusent à mesure que le séjour au soleil se prolonge. Cependant leur vitalité ne s'éteint complètement qu'au bout de 25 heures d'insolation ; tandis que les bacilles vivant dans le bouillon donnent encore des cultures fécondes après 45 et 50 heures et ne meurent qu'après une exposition de plus de 70 heures.

La lumière est donc capable d'anéantir des cultures du bacille typhique malgré les causes si multiples, qui, dans ces conditions, tendent à amoindrir son action : En effet, il faut remarquer qu'en se multipliant dans un bouillon, les bacilles lui enlèvent sa limpidité et qu'ils se trouvent ainsi garantis contre les atteintes des rayons du soleil ; aussi n'est-il pas étonnant de voir leur végétabilité s'éteindre d'abord dans la culture diluée avec de l'eau distillée. Notons aussi que dans cette seconde expérience le liquide de culture ou l'eau remplissaient la presque totalité des matras, ce qui diminuait considérablement l'accès de l'air dont nous étudierons tout-à-l'heure les effets. Enfin il est un fait déjà noté par M. Arloing, à propos du bacillus anthracis, c'est qu'avant de disparaître, la végétabilité des bacilles s'atténue graduellement.

L'âge de la culture n'est pas non plus indifférent. Nous avons vu, par exemple, une culture qui avait été conservée depuis environ un mois dans l'étuve, perdre toute faculté de se reproduire par 5 heures seulement d'exposition au soleil, en couche relativement mince, tandis qu'une autre, datant de 10 jours, résistait pendant 30 heures.

Influence de la dessication — EXPÉRIENCE III. — 3 septembre. — Température 36° en moyenne.

Dans des matras Pasteur stérilisés, nous avons introduit avec une pipette une goutte d'une culture très fertile en bouillon et parvenue à son complet développement. Nous les avons laissés pendant une nuit dans un cristallisoir fermé, renfermant du chlorure de calcium, pour opérer une dessication aussi complète que possible. Le lendemain ils sont exposés au soleil. D'heure en heure nous en retirons un, que nous remplissons avec du bouillon pour le porter ensuite à l'étuve obscure. L'expérience se continue ainsi pendant plusieurs jours et pendant tout le temps qu'elle dure, un ballon témoin reste exposé à côté des autres, à la même température, mais garanti de la lumière par une enveloppe de carton. Nous constatons les jours suivants que les bacilles qui ont subi l'action du soleil pendant une période variant de 1 heure à 3 h. 1/2 donnent des cultures parfaites au bout de 24 heures ; ceux qui sont restés exposés de 4 à 5 h. 1/2 ne se développent que deux jours après la distribution du bouillon dans le tube qui les contient. Enfin, à partir de 6 h. 1/2 jusqu'à 12 heures, tous les ballons se sont trouvés stérilisés. Celui qui nous a servi de témoin donne une culture très abondante et les bacilles ne paraissent pas avoir été fâcheusement influencés par la dessication, peu prolongée du reste.

La dessication augmente donc un peu la résistance du bacille à la lumière (nous reviendrons d'ailleurs dans un autre chapitre sur cette question) ; mais la condition physique qui peut apporter les plus grandes modifications dans les résultats est la présence ou l'absence de l'oxygène de l'air qui est nécessaire pour que la lumière exerce efficacement et promptement son action.

Influence de l'air. — EXPÉRIENCE IV. — 6 septembre. — Température + 35° à + 38°.

1° Le 3 septembre, dans dix tubes de verre renflés en ampoule, dont une extrémité avait été effilée et l'autre bouchée avec du coton, nous répartissons du bouillon ensemencé avec du bacillus typhosus. Nous faisons le vide au moyen d'une pompe à mercure dans chacun et nous les scellons à la lampe. Le temps ne s'étant pas montré propice, nous avons dû attendre jusqu'au 6 septembre pour les exposer au soleil. Pendant cet intervalle, les bacilles qui sont anaérobies, se sont développés, mais pas assez cependant pour enlever complètement au bouillon sa limpidité primitive. Le premier jour, trois tubes ayant subi 6, 7 et 8 heures l'action de la lumière, servent à ensemencer trois ballons qui tous donnent lieu rapidement à des cultures très abondantes. L'expérience se prolonge pendant près de 15 jours, et quand nous voulons juger de la vitalité des bacilles par le procédé que nous venons d'indiquer, nous constatons qu'elle s'est conservée dans toute son intégrité, même après 50 et 67 heures d'insolation.

2° 10 septembre. — Avec une culture du 7 septembre nous ensemençons du bouillon, que nous distribuons ensuite dans dix tubes Pasteur, dans lesquels nous faisons le vide. Comme témoin, nous en disposons un à l'abri des rayons lumineux. Un autre, dans lequel l'air pénètre à travers le tampon de coton, est exposé au soleil avec les précédents. Quand nous jugeons le temps d'insolation suffisant nous brisons la pointe des tubes de façon à laisser rentrer l'air et nous les transportons à l'étuve.

11 septembre. — Trois tubes laissés 3, 7 et 13 heures

au soleil ont donné des cultures très abondantes, tandis
que le tube où le vide n'a pas été fait, ne présente pas
de trace de développement.

12 septembre. — Le tube préservé et les tubes ayant
subi 20 heures d'ensoleillement commencent à se troubler légèrement avant toute pénétration d'air dans leur
intérieur. Nous continuons néanmoins à les exposer
pendant 27, 35, 43, 47 et 50 heures. Le développement
des bacilles va toujours en augmentant et le bouillon
achève de se troubler entièrement dans l'espace de
12 heures quand on brise la pointe des tubes pour permettre à l'air de rentrer. Pendant la nuit, les tubes étaient
disposés dans un réfrigérant.

L'action de la lumière sur le bacillus typhosus n'a
donc d'efficacité qu'à une condition : c'est qu'elle
s'exerce en présence de l'air. Cet organisme étant anaé-
robie et se multipliant sous les rayons du soleil, il
nous a été impossible de constater si la lumière avait
une influence propre ; en tous cas cette influence serait
excessivement légère.

Bacillus fluorescens.

Expérience. — 6 septembre. — Température $+$ 35°
$+$ 38°. — Plusieurs ballons de bouillon sont ensemencés
avec une culture datant du 27 août, puis exposés aux rayons
du soleil. Trois d'entre eux restés ainsi respectivement
1 heure 1/2, 2 et 3 heures sont tous stériles le 7 septembre,
alors qu'un ballon témoin conservé dans l'obscurité est

complètement trouble à cette date; mais ils se développent le 8 septembre. Deux autres exposés 4 heures 1/2 et 5 heures 1/2 ne se troublent, le premier que trois jours et le second que 4 jours après le début de l'expérience. Enfin des ballons ayant subi 6, 7 et 8 heures d'insolation restent définitivement stériles.

Le bacillus fluorescens se comporte vis-à-vis de la lumière comme les autres bacilles dont nous venons de parler. Il se montre cependant moins sensible que le bacillus typhosus aussi bien quand il est exposé, immergé dans du bouillon, qu'après avoir été préalablement desséché. Sur les milieux solides, ses colonies se développent plus abondamment dans les points les moins vivement éclairés.

Staphylococcus pyogenes aureus.

Nous avons choisi ce micrococcus pathogène comme type du genre micrococcus. Nous croyons inutile de rapporter ici les expériences que nous avons faites pour déterminer quelle était l'influence de la lumière sur cet organisme, d'autant plus que nous avons suivi la même marche et les procédés que nous avons précédemment indiqués en détail. Nous nous bornerons à en donner les conclusions:

Dans les milieux nutritifs limpides, la végétabilité du micrococcus disparaît au bout de 3 à 4 heures d'insolation sous l'influence de la lumière directe. Comme pour les bacilles cette propriété s'éteint progressivement.

Il faut environ 75 heures pour stériliser complètement

une culture adulte dans les matras où l'air a peu d'accès. La stérilisation est beaucoup plus rapide si la culture a été diluée avec de l'eau ou si elle est d'une date très éloignée.

Des micrococci ayant séjourné 2 heures 1/2 dans une étuve chauffée à 35°, c'est-à-dire en voie d'évolution, ne sont ni plus ni moins résistants que d'autres qui sont exposés au soleil aussitôt après leur ensemencement dans les bouillons. Ils sont au contraire moins sensibles quand ils subissent l'influence de la lumière, après avoir été préalablement privés de toute humidité : il faut environ 7 heures pour obtenir leur stérilisation. Cependant une dessication prolongée devient une cause d'atténuation qui s'ajoute à l'action de la lumière.

La végétabilité du staphylococcus se conserve avec toute son intégrité dans des tubes privés d'air.

Nous avions aussi entrepris des expériences avec d'autres bactéries telles que le *bacillus subtilis* et le *micrococcus prodigiosus* ; mais la mauvaise saison nous a empêché de les mener à bien. Nous ne pouvons dire qu'une chose ; c'est que les rayons du soleil retardent le développement de leurs cultures en bouillon. Cette analogie nous permet de penser que si l'intensité de la lumière avait été plus grande ou son action plus longtemps prolongée, nous aurions obtenu comme précédemment la stérilisation des ensemencements.

CHAPITRE III

Influence de la lumière sur la virulence des bactéries.

Parmi les micrococci dont M. Duclaux a étudié la résistance à la lumière (1), il en est une espèce, le micrococcus de l'impétigo contagiosa, qui se montre très virulente pour le lapin : l'injection de quelques gouttes d'une culture récente, dans le tissu cellulaire sous-cutané, tue l'animal en quelques heures. M. Duclaux ayant distribué dans deux matras une de ces cultures dont il avait vérifié la virulence, en exposa un aux rayons du soleil et conserva l'autre à l'abri de la lumière. Leur contenu, inoculé ensuite à deux lapins, produisit des effets très différents. Les micrococci qui n'avaient pas été exposés au soleil amenèrent la mort d'un des lapins en 54 heures, avec les symptômes habituellement observés ; ceux, au contraire, qui avaient subi l'insolation, avaient conservé leur propriété végétative dans le bouillon, mais leur inoculation ne produisit qu'un abcès local, accident dont l'animal guérit parfaitement.

(1) *Loco citato.*

Comme nous l'avons dit dans le chapitre précédent,
M. Arloing, en entreprenant ses études sur la lumière,
avait choisi comme sujet d'expérience le bacillus anthracis, parce que son idée directrice était « de suivre
parallèlement les modifications morphologiques et végétatives de cet organisme et les changements survenus
dans ses propriétés pathogènes. » Notre Maître ne s'est
pas seulement attaché à montrer que la lumière pouvait
enlever à la bactéridie toute virulence, il s'est préoccupé
aussi d'utiliser cet agent pour la production du vaccin
charbonneux. (1)

Voici du reste, le résumé de ses observations : Une
culture active de 24 à 36 heures étant exposée au soleil,
on prélève d'heure en heure quelques gouttes qui
servent, d'une part, à ensemencer un ballon de bouillon,
d'autre part à inoculer un cobaye. En pareil cas, on
sait que la végétabilité disparaîtra progressivement,
c'est-à-dire que les cultures filles seront d'autant plus
lentes à se développer que la durée d'exposition aura
été plus prolongée ; mais si, en même temps, on note
le nombre d'heures écoulées entre l'inoculation des cobayes et le moment de leur mort, on remarque que les
premiers animaux meurent aussi rapidement que si la
culture n'avait pas été exposée au soleil, mais que les
suivants présentent une survie de plus en plus longue
et qu'enfin ils finissent par résister à l'inoculation. De
plus, ceux qui ont survécu ont acquis une immunité
plus ou moins complète contre le virus très actif.

Il faut observer certaines précautions lorsqu'on veut
atténuer les cultures pour obtenir un virus vaccin.

(1) *Comptes rendus de l'Académie des sciences.* — 31 août 1885.

Celles-ci doivent être peu abondantes ou diluées avec de l'eau stérilisée ou du bouillon et ne doivent remplir les ballons Pasteur que sur une hauteur de 1 centimètre environ. Enfin, la température ne doit pas être trop élevée. Dans ces conditions, les bactéridies, au bout de 19 heures d'exposition, donnent encore la mort aux animaux inoculés, puis elles deviennent inoffensives pour quelques-uns d'entre eux. Au bout de 25 heures, elles sont incapables de produire des effets nuisibles, bien qu'elles puissent encore se multiplier dans les bouillons vierges où on les sème. Une culture à ce point d'atténuation confère l'immunité aux cobayes contre le virus charbonneux; mais si l'action de la lumière se prolonge, elle finit par perdre sa végétabilité et dès lors elle ne possède plus aucune propriété vaccinale.

Nous nous permettrons de citer les conclusions auxquelles arrive M. Arloing en présence de ces expériences :

« La virulence du mycelium disparaît donc en même temps que sa végétabilité. Mais, avant sa disparition, elle subit une diminution parallèle à la perte graduelle de la végétabilité. De sorte que, après 20 à 25 heures d'insolation, le mycelium présente une virulence convenable pour conférer l'immunité.

« Il est inutile de dire que les rayons colorés, qui modifient à peine la végétabilité et la végétation, n'atténuent pas la virulence des cultures.

« On juge par ces résultats, de la simplicité avec laquelle on pourra préparer des vaccins charbonneux pendant la saison d'été.

La lumière est probablement un facteur de l'atténuation de plusieurs virus, sinon de tous les virus. »

CHAPITRE IV

Influence de la lumière sur quelques champignons et sur les levures.

La plupart des classifications botaniques rapprochent des bactéries proprement dites d'autres végétaux inférieurs qui présentent avec elles des analogies de forme, de structure et de caractères physiologiques. Les uns, tels que les ferments ou levures, agents actifs de la plus grande partie des fermentations, se rencontrent rarement comme parasites de l'homme ou des animaux ; d'autres, tels que certains champignons, peuvent produire, en se développant sur les organismes vivants, de véritables maladies parasitaires. Il nous a paru intéressant de rechercher si la lumière jouait aussi un rôle dans leur évolution.

Downes et Blunt, sans se livrer à ce sujet à des recherches spéciales, remarquèrent que souvent, il se développait, dans les solutions nutritives exposées au soleil, de petits champignons formant des touffes de mycelium et d'autant plus envahissants que la vie des bactéries était plus difficile. Les germes de ces champignons restaient au contraire stériles dans les tubes laissés à l'étuve obscure, où, par contre, les bacilles de la putréfaction se multipliaient abondamment. Il y avait donc une sorte d'antagonisme entre ces deux espèces végétales ; l'une périssait par l'insolation, l'autre se développait malgré la lumière et d'autant mieux que son adversaire lui laissait le champ libre.

Penicillium glaucum.

Dans ses études sur la culture des différents champignons dans l'huile (1), Van Tieghem a été amené à constater l'action accélératrice de la lumière sur leur végétation et principalement sur le développement du *Penicillium glaucum*, moisissure qui se rencontre fréquemment parmi les germes de l'air. Les flacons pleins d'huile qui servaient à ces cultures étaient rangés dans une étuve vitrée : Van Tieghem remarqua que le mycelium se développait en s'appliquant contre la paroi éclairée du flacon et que l'épaisseur de la moisissure diminuait à mesure qu'on l'examinait plus près de la face postérieure, affectant ainsi la forme d'un croissant à sommet antérieur. Un phénomène analogue se produit quand les germes du penicillium, semés sur des fragments irréguliers de terre poreuse, ont été immergés ensuite dans l'huile. Le développement, très abondant sur les faces tournées du côté de la lumière, est très pauvre ou même nul sur les parties plongées dans l'obscurité.

(1) *Bulletin de la Société Botanique de France.* 10 juin 1881.

Nous avons également observé une espèce de champignon qui se cultivait parfaitement dans le bouillon peptonisé et qui, dans les ballons se développait à la surface du liquide, formant une pellicule blanchâtre, abondante dans les points les plus vivement éclairés et reproduisant contre les parois du verre la forme en croissant notée par Van Tieghem pour le penicillium.

Oïdium albicans.

Il est un champignon, parasite de l'homme, l'*Oïdium albicans* qui produit, en se développant sur les muqueuses, l'affection connue sous le nom de « muguet » et qui vit très facilement dans les milieux nutritifs tels que ceux qu'on emploie à la culture des bactéries. Nous avons étudié l'influence de la lumière sur sa végétabilité.

EXPÉRIENCE. 6 septembre. Température $+ 35°$ à $+ 38°$. — Nous exposons au soleil des ballons de bouillon ensemencés chacun avec une goutte d'une culture d'oïdium âgée de 48 heures. Ils subissent, le même jour, l'action de la lumière pendant un laps de temps variant de 1 à 7 heures. Portés à l'étuve ils se montrent uniformément troubles le lendemain sans présenter aucune différence avec un ballon témoin.

10 septembre. Une seconde expérience est faite exactement dans les mêmes conditions; mais l'action du soleil est prolongée pendant plusieurs jours (les bouillons sont conservés, la nuit, dans un endroit frais).

11 septembre. — Deux ballons ayant 8 et 13 heures d'insolation sont placés dans l'étuve obscure. Le premier est bien développé le 12; tandis que le second n'est trouble que le 13 septembre. Un autre exposé 18 heures présente un développement abondant au bout de 24 heures. Enfin trois autres ballons restés respectivement 25, 28 et 32 heures au soleil se sont troublés progressivement pendant la durée de l'expérience qui a duré cinq jours.

Il ressort de ces faits que l'oïdium est très peu influencé par la lumière. On ne peut même pas dire que le soleil lui soit nuisible, puisque nous avons vu des cultures évoluer pendant la durée de l'insolation.

Sur des milieux solides, comme la gélatine ou l'agar-agar, nous n'avons pas remarqué de différence réellement notable suivant que le champignon végétait dans un lieu éclairé ou à l'abri de la lumière.

Certaines algues pourvues de chlorophylle ont une certaine affinité pour la lumière; Etard et Ollivier ont noté la même tendance chez les algues filamenteuses et colorées en bleu, du genre oscillaria, que l'on rencontre dans les sources d'eau sulfureuse. Zopf a fait la même remarque pour le Beggiatoa rosea persicina. (1)

Les *levures* paraissent aussi, contrairement aux bactéries, se trouver bien de l'accès de la lumière. Dumas croit que sous son influence la fermentation alcoolique est plus active. Regnard appliquant la méthode graphique à l'étude de cette question, a obtenu des tracés comparatifs qui lui ont permis d'affirmer que cette fer-

(1) Zopf in Encyklopædie der Naturwissenschaften, 1883.

:mentation était plus rapide et plus complète à la lumière directe que dans l'obscurité.

Schutzenberg émet [la même opinion à l'égard des ferments en général.

Levure rouge *(rosa hefe des allemands)*.

1° *Influence sur la végétabililé.* — EXPÉRIENCE. — 10 septembre. — Avec une culture dans du bouillon de bœuf, datant de 5 jours, nous ensemençons huit ballons de bouillon que nous exposons aux rayons directs du soleil, pendant plusieurs jours, en ayant soin dé les transporter la nuit dans un réfrigérant.

Deux ballons ayant subi 3 heures et 7 heures d'insolation sont bien développés après un séjour de 12 heures à l'étuve obscure. Il en est de même de trois autres ayant 10, 12, 16 heures d'exposition, retirés le 11 septembre et complètement troublés le 12 septembre. A partir de cette date, les bouillons qui continuent à être soumis à l'influence des radiations solaires deviennent de plus en plus troubles et l'un d'eux, resté 35 heures au soleil paraît plus riche comme végétation que ceux qui sont conservés à l'étuve comme témoins : le bouillon présente dans la partie inférieure du matras un dépôt plus épais et plus coloré.

2° Quelle que soit la composition du milieu nutritif les colonies sont toujours plus abondantes quand elles végètent à la lumière. Nous avons fait des cultures comparatives sur de l'agar, sur de la gélatine pure, sur de la gélatine peptonisée. A mesure que la richesse nutritive du sol diminue, la végétation devient de plus en plus difficile ; mais on observe toujours des colonies plus nettes et plus épaisses dans les tubes qui reçoivent la lumière directe ou diffuse que dans ceux qui en sont privés.

Influence sur la coloration. — EXPÉRIENCE. — Sur des tubes d'agar-agar inclinés, nous avons semé de la levure. Les uns ont été disposés dans une enveloppe de carton, d'autres sont restés sur une fenêtre, exposés directement aux rayons du soleil, pendant 5 ou 6 heures par jour ; et enfin deux autres ne reçoivent qu'une lumière diffuse. Dans l'un de ces derniers on a fait le vide au moyen de la pompe à mercure. Au bout de plusieurs jours, les colonies développées au soleil présentent une belle couleur rose caractéristique, les autres sont plus pâles et enfin dans le vide la culture est à peine visible et tout-à-fait incolore.

Lorsque la lumière qui vient frapper les tubes où se cultive la levure traverse avant d'arriver à eux des solutions jaunes, rouges et bleues, obtenues au moyen de couleurs d'aniline, les colonies qui se développent dans ces circonstances sont en général plus pâles que celles qui ont poussé derrière un écran d'eau distillée. C'est derrière les écrans de solution bleue que la teinte rose est le moins accentuée ; les rayons rouges paraissent au contraire favorables à sa production.

La lumière est donc sinon indispensable, du moins utile à la végétation de cette levure ; elle favorise la production de la substance qui lui donne sa coloration caractéristique.

Les insuccès de Tyndall (1), qui a laissé de longues heures des infusions fermentescibles sous l'action des rayons solaires sans parvenir à empêcher leur putréfaction, insuccès que l'auteur semblait opposer aux résultats obtenus par Downes et Blunt, peuvent peut-être s'expliquer par la résistance que les levures présentent vis-à-vis de la lumière.

Nous dirons, en résumé, que la lumière n'a pas d'action défavorable sur l'évolution des champignons et des levures et qu'elle intervient souvent comme cause accélératrice du développement de ces végétaux.

(1) 17 décembre 1878. Proceeding Roy. Soc.

CHAPITRE V

Conditions et mécanisme de l'action de la lumière.

A. — *Action des différents rayons constituant la lumière blanche.*

La lumière blanche étant constituée par la réunion de rayons de refrangibilité différente et dont les uns sont plus calorifiques ou plus lumineux, les autres plus propres à produire des effets chimiques, il était naturel de se demander si la propriété germicide de la lumière composée était spécialement attachée à l'action d'une espèce de rayons en particulier, ou si elle résultait de leur combinaison.

Dans les différents mémoires qu'ils ont publiés, Downes et Blunt se sont préoccupés d'élucider ce problème (1). Ayant disposé des tubes remplis d'une solution nutritive contaminée par les germes de l'air dans trois boîtes dont les parois étaient formées par des verres colorés, ils remarquèrent que dans la boîte jaune le développement des bactéries s'effectuait moins vite que dans les

(1) Proceding Roy. Soc., 1878.

tubes préservés contre tous les rayons lumineux. La
végétation était encore plus en retard dans la boîte
rouge où cependant la température était encore plus
élevée. Au bout de plusieurs jours, les solutions placées
derrière des verres bleu foncé s'étaient toutes conservées intactes, à une exception près, comme dans les
tubes qui recevaient directement les rayons solaires. Les
auteurs conclurent de cette expérience que les différents
rayons colorés ont chacun une action sur l'évolution
des bactéries, mais que le maximum d'activité appartient aux rayons actiniques du spectre.

Ils ont observé aussi que le titre d'une solution colorante modifiait beaucoup les résultats. Ainsi, lorsqu'ils
disposaient dans des éprouvettes contenant des solutions
d'acide picrique de trois teintes différentes, des tubes
pleins de liquide nutritif, ils voyaient la fermentation
débuter par ceux qui plongeaient dans la solution la
plus foncée et s'effectuer avec autant de rapidité qu'à
l'obscurité, tandis que les champignons mycéliens se
développaient seuls, à l'exclusion des bactéries, dans les
solutions jaunes faibles ou de saturation moyenne.

Un écran d'eau distillée n'empêche pas la stérilisation
du liquide.

Ces effets différents de la lumière, suivant le degré
de concentration de la solution qu'elle traverse, s'ex-
pliquent par l'absorption d'une plus ou moins grande
quantité des rayons lumineux.

Dans les expériences faites au moyen de verres colorés,
il est une cause d'erreur presque impossible à éviter.
L'examen spectroscopique montre, en effet, que ces verres
ne sont pas absolument monochromatiques et que cer-

tains, tels que ceux qui sont colorés en rouge, laissent passer plus facilement les rayons calorifiques, d'où une élévation de température pouvant influencer les bactéries.

Dans le but d'accentuer les différences d'action des rayons colorés, les observateurs anglais se sont servi d'une solution Pasteur très condensée, c'est-à-dire moins facilement fermentescible. Des expériences comparatives leur ont ainsi montré que la lumière traversant les verres rouges et jaunes retardait la fermentation et que les rayons bleus l'empêchaient de se produire. Comme les verres jaunes employés laissaient passer les rayons violets du spectre, il faudrait en conclure que le pouvoir stérilisant le plus considérable appartient aux rayons bleus et violets.

Suivant M. Arloing, la sporulation du *bacillus anthracis* est plus promptement obtenue quand le mycelium se cultive à la lumière du gaz, derrière un écran de coralline que lorsqu'il végète à l'obscurité. L'évolution de la bactérie s'effectuerait d'une manière plus rapide et plus complète dans les rayons rouges que dans la lumière blanche artificielle, toutes les conditions de température étant rigoureusement identiques, grâce à l'absorption par un écran d'alun des rayons calorifiques. Les filaments mycéliques sont aussi plus rares, plus allongés et moins riches en spores dans les cultures qui reçoivent les rayons actiniques violets et bleus que dans celles qui ne reçoivent que des rayons rouges.

En absorbant une partie des rayons les plus éclairants de la lumière du gaz au moyen d'une solution d'hémoglobine oxygénée, M. Arloing a également constaté que le bacillus anthracis se trouvait dans des conditions plus favorables à sa culture (1) dans la lumière blanche. Ce serait donc aux rayons les plus lumineux, c'est-à-dire les jaunes et les orangés, que reviendrait la plus grande part de l'action de la lumière du gaz.

La décomposition de la lumière par un *prisme* permet d'étudier le degré d'activité des sept rayons colorés du spectre fourni par le soleil; M. Arloing n'a pas eu à noter de différences dans les éprouvettes contenant du bouillon ensemencé et ne recevant chacune qu'une espèce de rayons. L'évolution de la bactéridie s'effectuait partout avec une parfaite uniformité et l'auteur de l'expérience arrive à cette conclusion qui nous paraît bien en rapport avec les résultats obtenus par Downes et Blunt; c'est qu'il faut ne pas attribuer l'action de la lumière sur les microbes à tel ou tel rayon en particulier, mais la considérer comme la résultante de leur combinaison et comme dépendant surtout de leur intensité.

B. — Du rôle de la température. — De l'intensité de la lumière.

Jamieson (2), en essayant d'interpréter et de reproduire les premières expériences de Downes et Blunt, crut remarquer que la lumière diffuse n'avait aucune influence sur les bactéries et que ces organismes se montraient beaucoup plus sensibles à la lumière du soleil les jours où la température était élevée que les jours où l'air est froid. Il en conclut prématurément que l'action stérili-

____

(1) Dans la lumière ainsi atténuée comme intensité que dans la lumière blanche.

(2) Royal Soc. of Victoria, juin 1882.

sante attribuée aux rayons lumineux n'était qu'une conséquence de l'exposition prolongée des bactéries à une
température qui atteint souvent, pendant les mois d'été,
51°, c'est-à-dire qui est plus que suffisante pour frapper
de stérilité certains organismes, tels que le bacterium
termo. Downes et Blunt répondirent facilement à cette
objection en montrant que dans leurs tubes préservés
contre la lumière au moyen de lames de plomb, la
température s'élevait plus haut que dans ceux qui
étaient exposés librement au soleil et que cependant,
les bactéries pullulaient rapidement dans les premiers et mourraient dans les autres. Ce sont aussi
les rayons colorés qui occupent la portion la plus froide
du spectre qui sont les plus aptes à stériliser les solutions nutritives.

Bien d'autres faits observés dans la suite ont démontré
qu'il fallait rejeter comme absolument fausse l'inter-
prétation donnée par Jamieson.

Ainsi, en deux heures, M. Arloing a stérilisé, au
moyen de la lumière électrique, des spores et du mycelium de bacillus anthracis dans des ballons qui reposaient
sur un bloc de glace, ou, en hiver, quand la température
au soleil ne dépassait pas 6°.

Dans toutes nos observations, faites soit avec des bacilles, soit avec des micrococci, nous avons toujours vu
les ballons plongés dans l'obscurité, soumis au même
degré de chaleur que ceux qui étaient exposés au soleil,
se troubler très rapidement; tandis que les derniers
étaient ou stériles ou tardivement féconds.

On ne peut nier cependant qu'une température très
élevée, capable à elle seule d'atténuer ou même de tuer

les germes des bactéries quand son influence est prolongée, ne soit un auxiliaire puissant de la lumière.

N'est ce point là un exemple de plus de cette loi générale à chaque instant confirmée, à savoir qu'un organisme résiste moins longtemps à une cause de destruction quand sa vitalité a déjà été compromise par les atteintes d'un autre agent nuisible ? Dans nos climats, il est rare que la température de l'atmosphère, même pendant les mois les plus chauds de l'année, soit assez forte pour détruire les bactéries de l'air, tout au plus peut-elle influencer celles qui se trouvent sur le sol, sur les corps mauvais conducteurs de la chaleur et qui reçoivent directement la lumière du soleil.

D'autre part, nous avons pu nous rendre compte du fait suivant : c'est que la lumière agissait plus rapidement pendant les mois de juillet et d'août que pendant les belles journées de septembre ou d'octobre. Il est certain qu'il existe des différences bien appréciables de température, mais ne pourrait-on pas expliquer cette diminution d'activité des rayons du soleil en automne par une diminution de leur intensité lumineuse ? Downes et Blunt avaient reconnu que dans ces phénomènes si variables, il fallait se préoccuper de l'intensité de la lumière et ils avaient insisté sur l'action de la lumière diffuse qui, sans être capable de préserver un liquide fermentescible contre l'envahissement des bactéries, pouvait toutefois en atténuer le développement.

M. Arloing a nettement démontré les modifications importantes que pouvaient produire des variations en apparence minime de l'intensité de la lumière. Ainsi, les spores du bacillus anthracis se développent, presque

aussi bien que dans une étuve obscure, quand elles sont
exposées aux rayons du soleil, derrière un écran d'eau
distillée de deux centimètres; tandis qu'un écran d'alun
de la même épaisseur n'empêche pas ou ne fait qu'en-
traver légèrement l'action stérilisante de la lumière,
parce qu'il arrête un moins grand nombre de rayons
lumineux. Cette dernière expérience prouve aussi que
les rayons calorifiques sont loin d'avoir la plus grande
part d'activité, puisque la solution d'alun qui les arrête
n'affaiblit que très peu l'influence de la lumière composée.

C. — *Rôle de l'oxygène de l'air.*

Dans le cours de leurs expériences, Downes et Blunt
se trouvèrent en présence d'un certain nombre de faits
qui les amenèrent à penser que l'oxygène de l'air pouvait
être pour quelque chose dans l'action stérilisante de
la lumière. Ainsi de l'urine claire et acide devenait alcaline et trouble quand elle était exposée au soleil dans
des tubes privés d'air au moyen de l'appareil Sprengel;
dans les mêmes conditions, de la levure de bière conservait longtemps son pouvoir zymogène, tandis qu'elle
perdait rapidement son activité au contact de l'air. Enfin
ces mêmes expérimentateurs remarquèrent que leur
solution très fermentescible se conservait limpide et
sans altération lorsqu'elle avait été soumise à une insolation relativement courte, mais dans un tube rempli
d'oxygène pur, tandis que des bactéries la peuplaient
promptement en présence de l'azote ou de l'air.

Devant ces différentes observations, une conclusion

toute naturelle se présentait à l'esprit ; c'est que les bactéries résistaient à l'action de la lumière quand elles n'étaient pas en contact avec l'oxygène de l'air. La lumière agissait donc par l'intermédiaire de ce gaz et son influence destructive pouvait être considérée comme un phénomène d'oxydation analogue à ceux qui se produisent dans certains corps inorganiques, tels que l'acide oxalique, sous les rayons solaires.

M. Duclaux (1) a poursuivi cette étude des transformations chimiques opérées par le soleil. Il a montré par exemple que le sucre en solution acide était interverti par l'insolation, que la glycose en solution alcaline se détruisait en donnant naissance à de l'acide carbonique, à de l'alcool ainsi qu'à d'autres acides tels que les acides formique, acétique, oxalique.

« Cette action de la lumière sur les substances s'exerce dans le même sens et avec les mêmes caractères que sur les microbes, c'est-à-dire qu'elle a pour effet de disloquer les molécules chimiques compliquées pour les réduire en groupements plus simples tels que $H^2 O$ et CO^2, mais dont quelques-uns plus complexes et plus stables apparaissent comme résidus tantôt temporaires tantôt définitifs. De plus ces résidus sont presque toujours les mêmes que ceux qui se produisent sous l'influence des ferments. »

Nous avons nous-mêmes essayé de compléter les expériences de Downes et Blunt en nous adressant à des microbes bien définis anaérobies et aérobies à la fois, comme le bacillus typhosus et le staphylococcus

(1) Duclaux. Société de Biologie. 24 juillet.

aureus, ou complètement aérobies comme le bacillus anthracis. Nous avons vu précédemment que tous ces organismes conservent presque entièrement leur pouvoir végétatif quand ils sont exposés à l'abri de l'air aux rayons du soleil.

Nous devons dire cependant qu'en nous plaçant dans des conditions rigoureuses de comparaison, nous avons observé malgré l'absence de l'air un certain retard dans l'évolution des spores du bacillus anthracis après l'insolation.

Expérience. — 14 septembre. — Température 25 à 39°.

Une culture ancienne de charbon est chauffée pendant une demi-heure à + 75°. Quelques gouttes servent à ensemencer du bouillon qui est réparti dans les deux branches d'un tube Pasteur double, dans lequel nous faisons le vide et qui est ensuite exposé 3 heures aux rayons d'un soleil ardent. L'une des branches a été protégée par un papier noir. Le tube est ensuite ouvert à son extrémité pour permettre à l'air d'y rentrer à travers le tampon de coton ; puis il est porté à l'étuve. 24 heures après nous constatons que le bouillon dans la branche qui a été protégée contre le soleil, est troublé par de nombreux flocons de mycelium ; tandis que dans l'autre branche le liquide de culture a conservé sa limpidité et ne présente un trouble bien accusé que 48 heures après.

Nous avons reproduit cette expérience avec du mycelium très jeune et nous avons encore constaté que la lumière apportait un léger retard dans l'évolution de la culture, malgré l'absence de l'air.

Dans une expérience analogue citée plus haut, nous avons vu des spores donner une culture abondante au bout de 24 heures seulement après la rentrée de l'air dans le tube, et cependant l'insolation avait été beaucoup plus longue. Cette apparente contradiction peut, croyons-nous, s'expliquer assez facilement : Quand l'expérience se prolonge pendant plusieurs jours, les spores et le mycelium vivant dans un milieu nutritif qui forcément doit contenir encore de l'oxygène (le vide n'étant qu'approximatif) commencent à évoluer malgré l'influence fâcheuse des rayons lumineux, et ce développement anticipé masque le retard que l'insolation apporte à la végétation. On peut même constater parfois l'apparition de quelques flocons de mycelium si le vide est plus imparfait.

Nous avons aussi remarqué qu'en règle générale, la lumière agit plus activement sur des cultures quand elles n'occupent qu'une faible partie de la capacité des ballons, c'est-à-dire lorsque les bactéries sont en présence d'une notable quantité d'air. Il en résulte des différences considérables dans le temps nécessaire à la stérilisation ; aussi les chiffres donnés par les différents expérimentateurs varient-ils dans des limites très larges.

Prigsheim (1), dans ses études sur la chlorophylle a décrit des phénomènes identiques à ceux qui nous occupent et qu'il a observés dans les cellules des plantes pourvues ou non de matière verte. Le protoplasma,

(1) Prigsheim. Recherches sur la chlorophylle. *Revue des Sciences Naturelles*, 1882.

sous l'influence d'une vive lumière, meurt quand il est en présence de l'oxygène, tandis qu'il conserve intacts ses mouvements et ses propriétés dans des atmosphères d'acide carbonique ou d'hydrogène.

La lumière, d'après ce même auteur, modifie les relations des plantes avec l'oxygène de l'air et les rayons éclairants augmentent l'affinité chimique de la cellule pour ce gaz. L'énergie de cette action croît avec le degré de réfrangibilité des rayons et augmente du rouge vers le bleu. L'influence défavorable de la lumière sur le protoplasma s'expliquerait par l'augmentation de la combustion des éléments nécessaires à la vie de la cellule.

En présence de ces analogies ne serait-il pas légitime d'assimiler l'atténuation des microbes par la lumière et leur destruction à cette hyperoxydation de la substance cellulaire, puisque ces deux phénomènes se produisent dans les mêmes conditions et obéissent aux mêmes lois ? La différence d'activité des divers rayons colorés sur les cellules végétales s'observe également et dans le même sens sur les bactéries. Downes et Blunt admettaient en effet que l'activité des rayons colorés diminuait du bleu au rouge.

Quant aux levures et aux champignons dont nous avons parlé, ils se rapprocheraient à ce point de vue des phanérogames saprophytes qui, d'après Prigsheim, seraient dépourvus de certains éléments facilement oxydables et, par suite, résisteraient à l'action de la lumière et de l'air.

D. *Différence dans l'action de la lumière suivant l'état des bactéries.*

Les germes des bactéries peuvent conserver leurs propriétés végétatives dans des milieux très différents : tantôt on les rencontre parmi les particules solides en suspension dans l'air et dans un état de dessication plus ou moins complet ; tantôt ils sont plongés dans des liquides propres à leur multiplication où dans lesquels ils gardent leur vitalité sans toutefois trouver les éléments nécessaires à leur végétation. Ces conditions si diverses d'existence doivent modifier nécessairement les propriétés du protoplasma et ses rapports avec les agents extérieurs. En effet, Downes et Blunt ont vu les bactéries vivant dans l'eau distillée offrir une résistance très considérable quand on les exposait aux rayons solaires au sein de ce liquide dont la limpidité était cependant très apte à favoriser l'action de la lumière.

Plus récemment, M. Straus (1) a vu les spores de la bactéridie charbonneuse donner encore des ensemencements fertiles après 8 heures d'insolation dans les ballons remplis d'eau distillée, tandis que d'autres spores de même provenance périssaient au bout de 2 ou 3 heures au sein d'un bouillon nutritif. M. Arloing a pu confirmer les mêmes faits par des expériences analogues.

La *dessication* est aussi une condition favorable à la conservation des germes qui subissent les atteintes de la lumière solaire. Les spores et le mycelium du bacillus anthracis ne périssent qu'au bout d'une quinzaine

(1) Straus. Société de biologie, 1886.

d'heures au moins quand ils ont été desséchés avant d'être soumis à l'influence de la lumière et les autres bactéries que nous avons observées se sont toujours montrées moins sensibles à l'état de dessication que dans les liquides.

De toutes ces observations, il ressort que plus les échanges entre le protoplasma de la bactérie et le milieu extérieur sont actifs, plus on obtient rapidement sa destruction par la lumière. La vie latente de ces végétaux est donc très favorable à leur conservation et ce que nous observons pour la lumière est vrai pour un autre agent d'atténuation, la chaleur, qui est bien moins efficace sur les germes quand ils sont privés d'humidité.

E. Résistance comparée des spores et des formes adultes.

Nous avons vu précédemment que, d'après M. Arloing, la spore du bacillus anthracis peut être anéantie en deux ou trois heures par la lumière du soleil. Ce fait, démontré par les premières expériences de M. Arloing, fut difficilement admis par les bactériologistes, accoutumés à considérer la spore comme la forme sous laquelle les bacilles offraient le plus de résistance soit à la chaleur, soit aux substances antiseptiques. C'était aussi à l'état de spores qu'ils conservent le mieux leur virulence dans la terre, ou desséchés à la surface du sol. M. Nocard (1) émit à cet égard l'opinion suivante; c'est que dans l'expérience de M. Arloing, la spore, placée au sein d'un liquide très favorable à sa nutrition, commençait à se transformer et

(1) Nocard. *Recueil de médecine vétérinaire.* Septembre 1885.

que c'était au moment où elle était devenue un jeune bacille que la lumière agissait sur elle et la détruisait.

M. Straus, reprenant cette hypothèse (1), essaya d'en démontrer la réalité en exposant comparativement, dans l'eau distillée et dans le bouillon, des spores du charbon isolées de leur mycelium par la chaleur. Dans le liquide nutritif, il les vit perdre leur propriété germinative au bout de 3 heures environ, alors que dans l'eau elles étaient encore fécondes après 8 heures d'insolation. De cette expérience, que l'état du ciel ne lui permit pas de compléter, M. Straus conclut que les spores ne subissaient aucune fâcheuse atteinte dans l'eau parce qu'elles ne pouvaient pas commencer à germer. Cette conclusion était prématurée. M. Arloing, en effet, ayant exposé au soleil des ballons garnis d'eau stérilisée et contenant des spores isolées, constata en répartissant du bouillon dans les ballons et en les reportant à l'étuve qu'on pouvait obtenir des cultures quand ils n'avaient subi que 6 ou 9 heures les rayons du soleil, mais qu'il était impossible d'observer le moindre développement si l'insolation s'était prolongée au-delà de 15 heures environ.

D'autre part, M. Arloing (2), pendant le mois de février, alors que la température, au soleil, oscillait entre + 4° et 11°, a pu obtenir la destruction des spores en deux ou trois heures. Il est arrivé au même résultat quand les ballons exposés à la lumière étaient maintenus à une très basse température au moyen de la glace, ou, au contraire, à 52° de chaleur dans une étuve. Or, on

---

(1) *Société de Biologie*, 7 mars 1886.
(2) *Compte rendu de l'Académie des Sciences.* 6 novembre 1886.

sait que les hautes et les basses températures sont également capables d'empêcher toute évolution dans les germes du bacillus anthracis.

Expérience. — 22 septembre. — Une culture de bacillus anthracis ayant près d'un mois de date, est chauffée au bain marie pendant une demi-heure à une température constante de 80°, de façon à détruire les filaments mycéliens tout en conservant les spores. Elle sert ensuite à ensemencer dix ballons de bouillon qui sont placés dans l'étuve à 35° pendant 2 h. 1/2, puis exposés au soleil. On les retire un à un et à un quart d'heure d'intervalle. En même temps on expose d'autres ballons ensemencés avec les mêmes spores, sans les faire passer à l'étuve. Ils restent au soleil le même espace de temps que les premiers. Le lendemain, tous les ballons contenant des spores se sont développés. Ceux qui contenaient du mycelium jeune et qui avaient subi une insolation variant de 1 h. 3/4 à 2 h. 1/2, étaient seuls clairs et ils se sont progressivement développés les jours suivants.

Le jour où cette expérience a été faite, les rayons du soleil étaient voilés par quelques nuages. Dans de meilleures conditions nous avons vu le mycelium jeune et les spores anéantis par 3 heures d'insolation, sans présenter de différence bien appréciable. Le bacille jeune serait peut-être un peu plus sensible.

Ces résultats nous paraissent être un argument de plus à opposer à la théorie de M. Straus.

Nous devons toutefois parler d'une objection possible qui a été prévue par tous les expérimentateurs : le liquide nutritif ne pourrait-il pas, par le fait même de son exposition au soleil, devenir impropre à la nutrition des micro-organismes. La mort de ces derniers, sous l'influence de la lumière, serait dans ce cas plus apparente que réelle, et transportés dans des milieux inaltérés, ils pourraient y retrouver leur faculté végétative. Aussi, Downes et Blunt avaient-ils eu soin de montrer que les solutions fermentescibles dont ils se servaient, conservaient, après leur stérilisation par le soleil, leurs propriétés nutritives, et que les nouvelles bactéries qu'on y semait s'y multipliaient parfaitement.

De même, le bouillon de bœuf qui est resté plusieurs heures sous les rayons du soleil, est un aussi bon milieu de culture pour les bacilles et les micrococci que nous avons étudiés que celui qui a été conservé dans une étuve, ou tout au moins les différences sont trop peu sensibles pour être appréciables.

Cependant, M. Roux (1) a montré dans des expériences récentes que la spore de la bactéridie présente à cet égard une susceptibilité toute particulière. La lumière, grâce à l'oxygène de l'air, modifie les éléments constituant le bouillon et les nouvelles substances formées à leurs dépens, rendent ce bouillon impropre à la germination des spores, tout en lui conservant ses propriétés nutritives pour les bactéridies filamenteuses.

Cette altération jusqu'alors méconnue a fait considérer les spores comme beaucoup moins résistantes qu'elles ne le sont en réalité. Pour juger du temps réel nécessaire à leur stérilisation par la lumière, il faut la trans-

(1) *Annales de l'institut Pasteur*, 25 septembre 1887.

porter du milieu dans lequel elle a été exposée dans un autre qui n'a subi aucune altération. M. Roux est arrivé, en se mettant à l'abri de cette cause d'erreur, à des chiffres plus élevés que ceux que M. Arloing avait indiqués. Pour lui, la spore résisterait beaucoup plus longtemps que le mycelium ; il insiste aussi sur le rôle de l'oxygène de l'air indispensable à la destruction des germes par la lumière.

« Ce qu'il faut retenir, dit M. Arloing, c'est que la spore est détruite par le soleil. Quant au temps nécessaire pour amener ce résultat, il variera suivant l'intensité de la lumière et les qualités du milieu ambiant. »

CONCLUSIONS

1° La lumière du soleil active les mouvements d'un certain nombre de bactéries, lorsqu'elle détermine un dégagement d'oxygène autour d'elles ;

2° Elle paraît peu favorable à la production des matières colorantes par les microbes chromogènes ;

3° Les bactéries en général et plusieurs bacilles et micrococci pathogènes (à l'état de mycelium et de spore) perdent assez rapidement leur végétabilité quand ils sont exposés aux rayons du soleil ;

4° La rapidité avec laquelle disparaît la végétabilité varie avec la nature du milieu ambiant ;

5° A un moment donné la virulence de plusieurs d'entre eux peut être atténuée à un degré qui permet de les utiliser comme vaccin (bacillus anthracis) ;

6° La lumière du soleil favorise le développement de plusieurs champignons microscopiques et des levures ;

7° L'action de la lumière est accrue en présence de l'air, diminuée en l'absence de ce gaz ;

8° Les différents rayons du spectre ont tous une certaine activité, moindre que celle de la lumière composée ;

9° L'action de celle-ci est en rapport avec l'intensité de ses rayons éclairants.

Lyon. — Imp. J. Gallet, rue de la Poulaillerie, 2.

118